1

ConnectDoor –

Zugang zu einer weiteren Dimension

Stress minimieren - Erfolg maximieren

Inge Friedrich
Bernd Laudenbach
Ulrich Kübler

Bibliografische Information der Deutschen Nationalbibliothek. Die Deutsche Nationalbibliothek verzeichnet diese Publikation in der Deutschen Nationalbibliografie, detaillierte biblio-grafische Daten sind im Internet über http://dnb.dnb.de abrufbar.

Herstellung und Verlag

BoD – Books on Demand, Norderstedt

ISBN 978-3-7347-7381-5

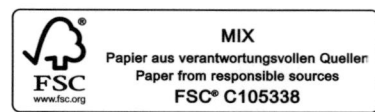

Diese Informationen sind für Menschen,

∞ die bereit sind, Eigenverantwortung für Gesundheit, Fühlen, Denken und Handeln zu übernehmen,

∞ die Verbindungen zu inneren Realitäten und inneren Ursprüngen ihres Selbst hervorrufen möchten,

∞ die an Maßnahmen gegen die Versklavung des menschlichen Bewusstseins interessiert sind,

∞ die neugierig darauf sind, Unbekanntes für sich bekannt zu machen,

∞ die für sich selbst entscheiden wollen, welche Optionen für sie von Vorteil sind.

Vorwort

Im ersten Taschenbuch aus der Reihe „ConnectDoor" – Zugang zu einer anderen Dimension: „Die Macht der Gefühle" wurden Emotionen und der Einfluss auf Zellrezeptoren besprochen.

Im zweiten Taschenbuch aus der Reihe „ConnectDoor" ging es um die Sichtweise auf Bakterien, Viren & Co. und wie in anderen Dimensionen damit umgegangen wird.

Im dritten Taschenbuch aus der Reihe „ConnectDoor" geht es um das Thema: Jeder Mensch möchte Erfolg haben, Erfolg in verschiedenen Lebensbereichen.

In seiner Dimension kann der kleine Zauberer Cen-Tooh genaue Sicht auf die Funktionsweise des menschlichen Gehirns nehmen und auch entsprechend interagieren.

Er taucht ein in die unendlichen Möglichkeiten des menschlichen Geistes und zeigt auf, wie Stress Erfolg verhindert und was zu tun ist, Stress zu minimieren und Erfolg zu maximieren.

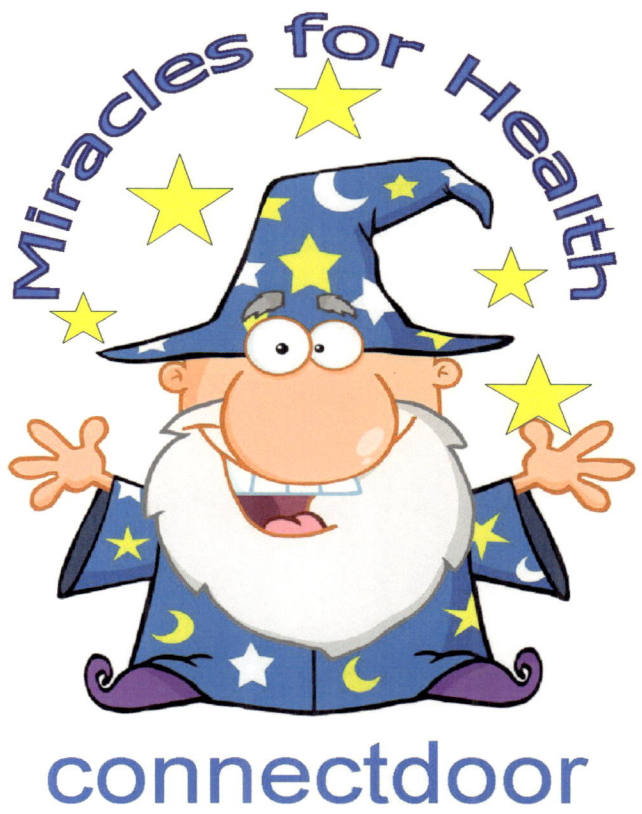

connectdoor

Inhaltsverzeichnis

Cen-Tooh, der Sanftmütige

Für den, der mich noch nicht von meinen Taschen-büchern aus der ConnectDoor -Serie kennt: Mein Name ist Cen-Tooh, der Sanftmütige.
Manche nennen mich auch einfach „Kleiner Zauberer". (Einen Spitznamen habe ich auch schon: Schorsch!)

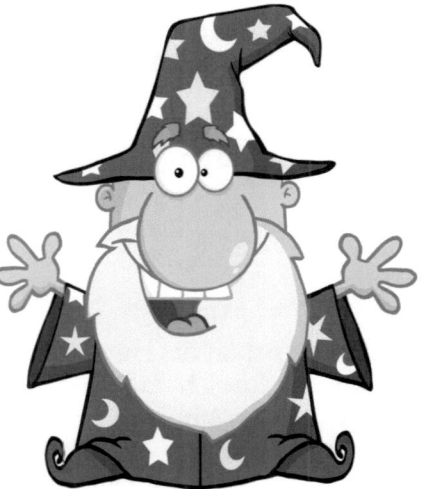

Ich komme aus einer anderen Dimension und möchte Euch Menschen die phantastischen und unend-lichen Möglichkeiten aufzeigen, die Euer Geist für Euch bereit hält.

Um mich zu besuchen, müsst Ihr kein Raumschiff besteigen. Auf der Erde habe ich Menschen getroffen, die ebenso zaubern können wie ich. Sie haben als mein Terra-Außenposten eine Internetseite für mich aufgebaut, auf der Ihr umgehend mit mir Kontakt aufnehmen und Eure Probleme ansprechen könnt.

Stress minimieren – Erfolg maximieren, das sind diesmal meine Themen, die ich Euch erklären möchte und für die ich auch entsprechende Korrekturmaßnahmen vorschlage.

Es sei hier darauf hingewiesen, dass auf der Erde diese Methode für den medizinischen Laien weder Arzt noch Heilpraktiker ersetzt, und dass sie niemals zum Absetzen von Medikamenten auffordert.

Einblick in meine Arbeit

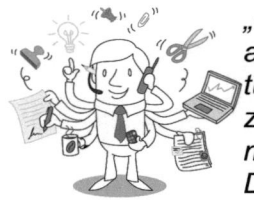

„Cen-Tooh, ich gehöre zu der Spezies mit acht Armen und kann sehr viel gleichzeitig tun. Aber manchmal ist mir einfach alles zu viel. Jeder kommt und will etwas von mir und das am besten schon vorgestern. Das macht mir Stress!"

„Sieh Deine Arbeit als Herausforderung, eine Aufgabe erfolgreich zu lösen. Die schöne Erfahrung, es gemeistert zu haben, stärkt das Selbstvertrauen, die nächste Aufgabe genau so gut zu lösen. Und mach ab und zu mal eine Pause.

Mein „Zaubersatz" :
Ich aktiviere mein inneres Stressbewältigungsprogramm, Stress-modifizierte Zellrezeptoren, Stress ernährte Zellen, Stress-Ring, Stress-Chemie, Stress-Elektrizität.

Mein Sprachgebrauch ist ein ganz anderer, weil ich mit meinen Sätzen und Worten ganz andere Ziele habe, als nur zu informieren. Mein Ziel ist das Unterbewusstsein, welches nämlich fähig ist zu korrigieren. Deswegen sind das manchmal gewaltige, mitunter paradoxe oder schwer verständliche Aussagen.

Meine Erkenntnisse über Stress möchte ich Euch in einfacher Weise vorstellen.
Stress ist eine Zusammensetzung von Langzeit-gespeicherten Emotionen wie hauptsächlich Angst, Panik, Hass, Sorgen, Schmerz.
80 – 90 % der Zellrezeptoren werden durch diese „Stressthemen" (emotionale Neuropeptide, die vom

Hypothalamus gebildet werden, wir nennen sie auch Gefühlshormone) so verändert, dass kein Calcium, kein Magnesium und andere Mineralstoffe, Vitamine mehr hineingelangen können (Schlüssel-Schloss-Prinzip). Es kann also nur noch dieses Gefühlshormon in den Zellrezeptor gelangen. Die Zelle nimmt dies als Ersatznährstoff, um nicht zu verhungern.

Die Zellen sind permanent in einem „Stresswarteschleife-Programm", das heißt, sie können sich nie richtig ernähren und sich erholen, weil sie auf die Ernährung über diese Stresspeptide angewiesen sind.

Wo Zellrezeptoren und somit Zellen durch emotionale Neuropeptide (Stresspeptide) vorgeschädigt sind, können Schädlinge, wie Viren, Bakterien, Pilze und Parasiten Fuß fassen.

Die primäre Sucht besteht nach Opiaten, dazu gehören Endorphine, Enkephaline, Dynorphine und unterschiedliche Opiate, die Ihr nicht von außen einnehmt, sondern das Gehirn selbst produziert. Da aber die meisten dieser Opioide nur gebildet werden, wenn eine hochgradige Stress-Situation da ist, (Todesangst, Hass, Wut, Sorge, Schmerz), ist der Körper darauf angewiesen, diese hochgradig destruktiven Emotionsschleifen immer wieder zu erzeugen.

Die primäre Sucht besteht aber nach den Endorphinen. Diese Endorphine legen zahllose Zellrezeptoren lahm. Ihr seid süchtig nach diesen Erlöserpeptiden, diesen Glückshormonen.

Ihr glaubt aber an diese nur heran zu kommen, wenn Ihr vorher unsägliches Leid und Schmerz habt. Euer Gehirn, bzw. Euer Körper bringt Euch dann dazu, dass Ihr in eine Leid - und Schmerz -, Angst -, Hass - und Wut - Situation hineinkommt, damit Ihr an die Endorphine herankommt. Ihr seid süchtig nach den Momenten, wo dieser Stress, diese Angst, dieser Schmerz aufhört und erlöst wird. Das Gehirn wird dann mit

Glückshormonen überschwemmt.
Diese Hormone haben die gleiche Macht wie Angst, Wut, Hass, Zorn, Ärger etc. und schädigen in erheblichem Ausmaß die Zellrezeptoren. Sowohl zum Beispiel Schmerz als auch Schmerzerlösung sind beides Süchte.
Sehr viele Mineralien, die nicht mehr in die Zellrezeptoren aufgenommen werden und vor den Zellen lagern, werden nach einiger Zeit toxisch. Sie werden durch die Leber Lipid - ummantelt, das heißt in Fett -Tröpfchen eingehüllt. Es werden hier sogenannte Fettzellen gebildet.

Es ist also wichtig, dass Ihr aus den alten Emotionen herauskommt, um neue Emotionen erfahren zu können.
Die alten Emotionen verkürzen Telomere, beschleunigen den Alterungsprozess und machen krankheitsanfälliger.
Neue Emotionen verjüngen, das sind einfach neue Informationen, die in die Zelle hineinkommen.

Stress ist nichts anderes als eine Ansammlung von Gefühlen. Irgendein primäres Gefühl, hervorgerufen durch ein schlimmes Erlebnis, wird immer und immer wieder wiederholt. Es wird nach einer Anzahl von Wiederholungen als Stressprogramm zwischen bestimmten Gehirnzentren chemisch über ganz bestimmte Neurotransmitter hin und hergeschickt. Der Körper ist dann nur noch auf der Suche nach Stress und Stresserlösung.
Beides ist eine Sucht. Wenn Ihr richtig im Stress drin seid, kommt Ihr sehr schlecht wieder heraus. Es ist eine richtige Abhängigkeit. Diese Emotionen dienen nicht dem Fühlen an sich, sondern sie dienen der Zellernährung.
Durch das Aushungern von Zellen informiert die Zelle über sogenannte Messengerpeptide , dass sie Nährstoffbedarf hat, der aber fälschlicherweise durch das erneute Erleben einer Stress-Situation bedient wird. Dies wäre in etwa so, als wenn jemand am vollgedeckten Tisch sitzt, aber die daneben liegende Tageszeitung mit allen Informationen verspeist.. Diese füllt zwar den Magen, ernährt die Zelle aber nicht.

Meine Sicht auf Probleme, die sich körperlich und geistig aufbauen:

In meiner Dimension sind wir der Meinung, dass ein bakterieller Befall, ein viraler Befall und viele Schädigungen eine emotionale Ursache haben. Emotional heißt, durch emotionale „Chemie" und emotionale „Elektrizität" sind Zellrezeptoren und Zellen vorgeschädigt und so haben Mikroben leichteren Zugang.
Die Ursachen, die dahinter stecken, haben größtenteils mit Stress zu tun.

Ich gehe bei dem Thema „Stress" so vor, dass ich Zellrezeptoren genauer anschaue, inwieweit das Gehirn durch Neurotransmitter und Proteine Stress bedient, inwieweit Stress dominant wird, so dass sich richtige Stress-Schleifen aufbauen, die hochgradig Zellen verhungern lassen. Dazu gehören Angst, Panik, Hass, Sorge und auch Schmerz.

Letztendlich steckt hinter allem, den Kick zu bekommen, um Endorphine zu generieren.
Es ist ganz einfach so, dass Menschen unwissentlich extremste Schmerzsituationen, Panik, Angst und solche Sachen hervorrufen, um dadurch wieder Endorphine, Enkephaline, Opioide zu bekommen.

Hier gibt es zwei Gattungen. Einmal ist es die Stress-Situation selbst, die in der Hauptsache die Calcium-Rezeptoren und Magnesium-Rezeptoren schädigt. Zum anderen sind es wiederum diese Endorphine, Enkephaline, Opioide etc., die ebenfalls Zellrezeptoren modifizieren und somit dringend benötigten Nährstoffen den Zugang zu Zellen verwehren.

Durch das Aushungern von Zellen werdet Ihr gezwungen, ein bestimmtes Verhalten an den Tag zu legen, durch das Ihr Schmerz, Angst, Panik oder andere Emotionen bekommt, um davon losgelöst diese Erlöserpeptide zu bekommen.

Meine folgenden Stressbewältigungs-Tipps lassen die emotionale Abhängigkeit und auch gleichzeitig dieses zelluläre Aushungern, was dadurch ausgelöst wird, erkennen. Die Wirkmechanismen von Stress, wie sich Information im Gehirn verteilt, wie sich dies ins Langzeitgedächtnis überträgt, Stresstoxine, beschleunigte Zellalterung, stressbedingte Erkrankungen, sowie genetische Stressprogramme und mehr werden angesprochen und korrigiert.
Je genauer ich Dinge definiere, umso größer ist die Korrekturmaßnahme.

Wie überwindet Ihr die Stress-Situation?
Wir müssen die Peptide, die die Zellen informieren, neu programmieren!
Um geheilt zu werden, müsst Ihr die Angst meistern! Wenn Ihr das nicht tut, werden Eure Zellen immer Rezeptoren besitzen, die offen sind für das Stress-Thema.

Aber zuerst noch einige Erklärungen, die Ihr verstehen solltet.
Im biologischen Sinn haben Eure Gehirnteile vielfältige Aufgaben, auf die ich hier nicht eingehe, da Ihr das in Euren Medizinbüchern nachlesen könnt.
Für unsere Belange in meiner Dimension ist wichtig:
Im Großhirn ist alles gespeichert, was das „Ich" ausmacht, Eure Persönlichkeit. Es ist der Herr über Euren Körper mit all seinen Organen und Zellen.
Im Mittelhirnbereich sitzt die Hypophyse, der Hypothalamus und die Epiphyse. Die Hypophyse sendet und empfängt meine Befehle. Der Hypothalamus baut um einen Gedanken einen Eiweiß-Mantel. Es entsteht ein emotionales Neuropeptid, ein Gefühlshormon. Die Epiphyse generiert Emotionen auf elektrische Weise und ist unter anderem auch zuständig für die Erzeugung von Melatonin und Pinolin.
Über das Kleinhirnbewusstsein seid Ihr alle vernetzt (Gruppenbewusstsein / Schwarmbewusstsein).

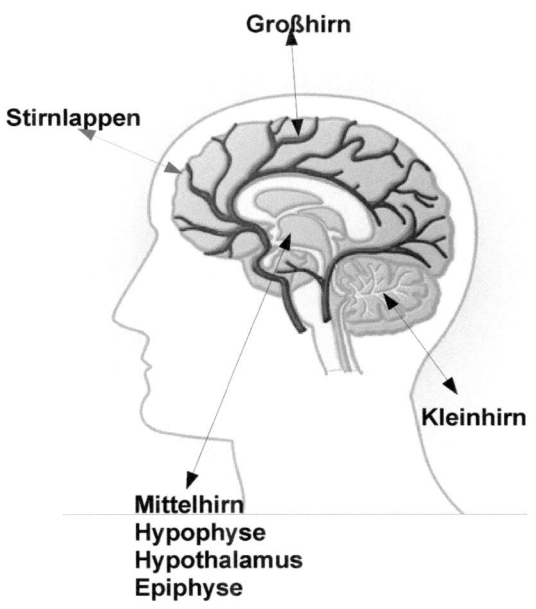

Großhirn

Stirnlappen

Kleinhirn

Mittelhirn
Hypophyse
Hypothalamus
Epiphyse

Schematische Darstellung eines menschlichen Gehirns

Gehirnkarten und Gehirnkartenprogramme

Wir haben für alle Sinne, die wir in uns tragen, Sehen, Hören, Riechen, Tasten, Schmecken, Gleichgewichtssinn, warm, kalt, sogenannte Gehirnkarten. Das sind ganz bestimmte Gehirn-Areale, die die äußeren Reize, die auf den biologischen Organismus eintreffen, aufnehmen und verarbeiten. Diese Bereiche nennt man in der Neurologie Gehirnkarten. So haben wir nicht nur für die Sinne, sondern für jedes Organ, Leber, Mastdarm, Dünndarm, Magen, Lungen, Herz usw. eine spezifische Gehirnkarte. Die Gehirnkarten haben die Aufgabe, jedes Organ rein elektrisch mit Informationen, Antrieb und Stoffwechsel zu versorgen. Eine Gehirnkarte ist die steuernde Einheit des entsprechenden Organs. Das Organ selbst kann auch schon sehr viel tun, aber von den Gehirnkarten aus wird gesteuert. Hierbei sind die Neurotransmitter, wie Serotonin, Acetylcholin, Dopamin, Melatonin, Pinolin, BDNF etc. wichtig.

Es geht um die Funktion des konstruktiven Fokussierens, die Funktion des Kurz- und Langzeitgedächtnisses und dass wir beide Dinge verbessern können.

Pinolin
Für uns ist Pinolin, das nach Melatonin gebildet wird, ganz besonders wichtig für neuroplastische Veränderungen. Es wird nachts zwischen ein und drei Uhr ausgestoßen. Wenn ich eine konstruktive Veränderung haben will, ich möchte zum Beispiel, dass ein bestimmtes emotionales Programm aufhört, dann kann ich als Zauberer Cen-Tooh zu jeder Zeit ein Pinolin-neuroplastizierendes Programm eingeben. Dadurch kann beispielsweise zum Teil das destruktive Stressprogramm gelöscht werden.

Die häufigsten Reaktionen sind hier Müdigkeit und Gähnen, weil wir mittlerweile wissen, dass bei vielen Gähnaktionen, die aufgrund einer „Zauber"-Intervention geschehen, das Gehirn sofort Pinolin ausschüttet und unsere Aktion dadurch chemisch mit diesem Neurotransmitter massiv unterstützt. Zu welchem Zweck? Tagsüber, wenn wir im Wachzustand hauptsächlich mit Serotonin arbeiten, geschehen sehr viele Dinge, die wir zum Teil gut machen und zum Teil aber auch nicht gut hinbekommen. Körperlich wie emotional.

Pinolin ist dafür da, dass das Großhirn mit dem Kleinhirn kommunizieren kann und das tut es, indem elektrische Signale vom Kleinhirn hormonell umgewandelt werden in Stirnlappen-Bilder, die unser Wachbewusstsein versteht.

Träume
Das, was wir als Traum bezeichnen, ist genau die Botschaft, die nachts vom Kleinhirn aufs Großhirn übermittelt wird. Wenn wir Horrorträume in dieser REM-Schlaf-Phase haben, haben auch diese einen bestimmten Zweck, um etwas zu verändern, etwas zu korrigieren, um uns auf etwas hinzuweisen. Es gibt keine Katalogisierung der menschlichen Träume, was sie in der Symbolik zu bedeuten haben. Jeder hat eine vollkommen unterschiedliche Erfahrung in seinem Leben gemacht und für jeden heißt jetzt der „rote Apfel" etwas anderes. Verschiedene Grundsymbole sind da, aber ich möchte wirklich behaupten, es muss jeder für sich selbst herausbekommen.

Wenn also das Pinolin einsetzt, werden diese Bilder, die vom Kleinhirn ans Großhirn übermittelt werden, verstanden und auch verfestigt. Das Pinolin dient dazu eine Neuroplastizität zu erzeugen. Neue Strukturen, neue Verbindungen, die normalerweise im Wachzustand einer sehr häufigen Wiederholung bedürfen, bis sie als Programm aufgenommen werden, können bei ein- bis zweimaligem Träumen oder der Anwendung von „Zaubersprüchen" über Pinolin schon fest einprogrammiert sein.

Ihr könnt also über Pinolin alte Programme löschen, sowie neue Programme einsetzen.

Neustart im Kopf

Nun möchte ich ein Buch erwähnen, das hervorragend erklärt, was in unserem Gehirn vorgeht:

„Neustart im Kopf" von Norman Doidge. Kauft es Euch und arbeitet es durch. Es ist gespickt mit Vermutungen, die ich alle hinterfragt habe und die stimmen. Es sind eine Menge Neurologen, die in diesem Buch das neueste Wissen weitergeben. Hier wird auch über Oxytocin geschrieben als sogenannter Deprogrammierer und auch Wieder-Programmierer. Oxytocin wird sehr viel freigesetzt während des Orgasmus, während der Wehen, während der Entbindung. Es stärkt Verbindungen, sorgt aber auch für Loslösen alter Verbindungen, es kann ähnlich wie Pinolin Neues aufbauen, aber auch Altes löschen.

Wenn Menschen mit Defiziten im Langzeitgedächtnis, Kurzzeitgedächtnis oder Konzentrationsstörungen behaftet sind, hängt das alles mit diesen Neurotransmittern, der Synthese und den dazugehörigen Rezeptoren und dem chemischen Ungleichgewicht zusammen. Wir haben hier die Möglichkeit, effizient einzugreifen.

Nervenzellen

Gerade in der Nervenzelle funktioniert nichts ohne Calcium.
Wichtig ist hierbei die Calciumaufnahmefähigkeit der Rezeptoren, auch der Nervenzellen-Membranrezeptoren und der Nervenzellen-Nucleusrezeptoren.
Bei Alzheimer, Demenz und sog. Verkalkung ist ein Großteil darauf zurückzuführen, dass die Nervenzelle kaum noch Calcium aufnehmen kann, außerhalb der Nervenzelle ist viel Calcium, viel Kalk angesammelt, aber in den Zellen besteht ein hochgradiger Mangel.

In der Praxis

Ein Mensch hat eine bestimmte Erkrankung, es mag ganz einfach eine Magenschleimhautentzündung sein, diese besteht seit 20 Jahren. Diese Magenschleimhautentzündung kann festgestellt werden, sie kann gemessen werden, ja, sie ist tatsächlich da. Wir mit unseren „Zaubersätzen" können darauf einwirken, wir überprüfen Magenschleimhautentzündung – er reagiert mit Magenschmerzen, Helicobacter pylori – es kommt eine deutliche Reaktion. Stresshormone werden überprüft, es kommt wiederum eine deutliche Reaktion.

Es kann aber auch sein, dass der Mensch sagt, ich muss viel aufstoßen, wir überprüfen Magenschleimhautentzündung – und es passiert nichts, keine Reaktion. Was ist jetzt passiert? Haben wir das Falsche abgefragt, falsche Diagnose vom Arzt? Ja und nein.
Wir haben das Richtige erkannt, aber die Ursache haben wir bis dato noch nicht verstanden. Es besteht die Gefahr, wenn eine Krankheit länger als 5 – 6 Monate besteht, dass der Mensch auf Grund seiner emotionalen Aufmerksamkeit den sog. Meynert Basalkern angeregt hat, das Geschehnis als Programm, als Gehirnkartenprogramm aufzuzeichnen.

Wenn diese Magenschleimhautentzündung große Beschwerden wie Aufstoßen, Schmerzen, Magenkrämpfe verursacht und der Mensch das emotional sehr deutlich erlebt und schon beim Aufwachen eine bestimmte Erwartungshaltung an diesen Schmerz hat, besteht die Möglichkeit, dass das Gehirn diese Magenschleimhautentzündung als Programm in die Magengehirnkarte integriert.

Nun kann es sein, dass tatsächlich der Magen physisch geheilt ist, aber durch einen bestimmten äußeren Umstand, einen Trigger, eine bestimmte Emotion beispielsweise, die Magenschleimhautprobleme und Magenschmerzen wieder auftreten. Aber jetzt ist es nicht so, dass der Magen ans Gehirn meldet: *Du, ich hab da einen Schmerz!* – es ist genau umgekehrt.
Vorher war der Weg afferent, das heißt vom betroffenen Organ ans Gehirn gemeldet, jetzt läuft es genau umgekehrt, jetzt wird

einfach ein billiges, auswendig gelerntes Programm von der Magengehirnkarte an den Magen gesendet. Und es löst exakt die gleichen Symptome aus: Magengurgeln, Übelkeit, aber dies ist ein Programm.

Der Grund, warum der Mensch auf die Abfrage „Magenschleimhautentzündung" nicht reagiert, ist, weil wir zwar ein Symptom, aber nicht die eigentliche Erkrankung verstanden haben, nämlich, dass diese Krankheit jetzt im Gehirn stattfindet. Wir sollten jetzt „Magengehirnkarten-Magenschleimhaut-Entzündungs-Programm" löschen.
Dies ist ein Beispiel für alle Organe.

Gehirnkarten-Vernetzung/-Verschmelzung
Wir haben Gehirnkarten für Organe, Gehirnkarten für Extremitäten, sprich Arme, Beine, Hände, Finger, Füße, alles ist hier oben im Gehirn abgebildet.
Es kann sein, dass Menschen seit Jahr und Tag Ischiasschmerzen haben, die aber schon längst nicht mehr da sind, d.h. das afferente Programm ist abgestellt, die Heilung ist vollzogen, aber auf Grund der starken Schmerzen ist der Meynert-Basalkern darauf fokussiert, diese Schmerzen zu lernen. Diese Dinge kommen nicht selten vor.

Ein junger Bursche kam zu mir, etwa 16 Jahre alt, Torwart in einem Fußballverein. Nach zwanzig Minuten Spielzeit klagte er jedes Mal über Schmerzen im linken Knie. Ich schaute mir das Knie an, erfragte einige Themen wie Kniegelenks-Entzündung, Knieverletzung, Bänder, Knorpel, - das Knie war völlig in Ordnung. Orthopäden hatten ihm dies auch gesagt.

Meine Frage: „Ursache Kniegelenksschmerzen" erbrachte bei ihm Kopfschmerzen und seine Leber tat ihm weh. Es stellte sich heraus, dass er früher eine Hepatitis hatte, gleichzeitig hatte er damals eine Kniegelenksentzündung, vielleicht durch gleiche Erreger. Aufgrund dessen, dass es ihm wehgetan hat, hat er seinen emotionalen Fokus auf die Schmerzen im

Kniegelenk gerichtet, gleichzeitig aber war eine Entzündung in der Leber abgelaufen.

Wenn zwei Organe zeitgleich das gleiche Problem haben, werden die Gehirnkarten dieser beiden Organe aus Gründen der Energieeinsparung und effizienten Problembehebung verschmolzen, vernetzt. Wenn die Leber tatsächlich wieder ein Problem hatte, wurde das alte Programm auf das Knie übertragen. Meine Abfrage: „Alte pathologische Programme zwischen Leber und linkem Kniegelenk" brachten deutliche Reaktionen, er hatte Schmerzen an Knie und Leber. Innerhalb von zwei Stunden hatten wir die Schmerzen durch verschiedene weitere Abfragen herausgebracht.

Der junge Mann war kein Schauspieler, kein Hypochonder, er konnte ja nur sagen, was er spürte. Es war so, dass das Gehirn die Entzündungen in verschiedenen Regionen, die zeitgleich abgelaufen waren, miteinander verknüpft hat, damit sie schneller abheilen können. Ich habe durch Abfragen herausgefunden, dass bei ihm wieder neue Hepatitis-Viren auf der Leber waren, seine Lebergehirnkarte war verbunden mit der linken Kniegehirnkarte. Was er spürte, war ein Gehirnkartenprogramm.

Neue Krankheiten durch Gehirnkarten-Programme
Ein Gehirnkartenprogramm kann auch wieder neue Krankheiten entstehen lassen, sowie alte abgeheilte Krankheiten wiederbeleben. Es gibt zahlreiche Variationen.

Hier noch eine Geschichte, hört gut zu, weil sie überlebensnotwendig ist:
Oft kommen Frauen zu mir, die eine Eierstockoperation hatten. Vor etwa zwei Jahren wurde der Tumor samt rechtem Eierstock entfernt. Es ist alles in Ordnung. Nun hinterfrage ich, ob in der verbliebenen Eierstock- Gehirnkarte ein sogenanntes Tumorwachstums-Gehirnkarten-Programm ist.

Wenn ein Körperteil herausgenommen wird, also vom Körper entfernt wird, kommen keine afferenten Rückmeldungen mehr, das Organ meldet keine Position, Lage, Durchblutung etc. ans Gehirn. Efferent bedeutet, es gehen Signale vom Gehirn an das entsprechende Organ oder Gliedmaß. Wenn nun der rechte Eierstock fehlt, das Gehirn keine Rückmeldung bekommt, vernetzt, verschmilzt diese Gehirnkarte eventuell mit der linken Eierstockgehirnkarte oder mit einer Gehirnkarte in unmittelbarer Nachbarschaft.

Der Eierstock wurde entfernt, weil er einen Tumor hatte, aber die Eierstockgehirnkarte kann dieses Tumorwachstums-Programm aufgezeichnet haben. Dieses Tumorwachstums-Programm kann jetzt ganz schnell auf die verschmolzene Gehirnkarte, zum Beispiel linke Eierstock-Gehirnkarte, weitergegeben werden. Es ist eine Frage der Zeit, wann dieses Tumorwachstums-Programm in einem anderen Organ manifest und aktiv wird.

So ist es auch möglich, dass eine Mandelentfernung eine Schilddrüsenfehlfunktion auslösen kann, weil die Mandelgehirnkarte mit der Schilddrüsengehirnkarte verschmilzt.

Noch einmal zu den verschmolzenen Gehirnkarten: Wenn die Mandeln anschwellen und das wirkt sich auf die Nieren aus, weil die gleichen Erreger, die über die Mandeln hereinkamen, auch über die Nieren hergefallen sind, so kann das auf Gedeih und Verderb eine ewige Verbindung zwischen Mandel- und Nieren-Gehirnkarte hervorrufen.

Nun habe ich die Mandeln angesprochen und einigen von Euch wurden die Mandeln herausgenommen. Was passiert, wenn solche Mandeln entfernt werden, aber die Gehirnkarte dafür noch vorhanden ist? Es kommt von den Mandeln kein Input mehr in die entsprechende Mandelgehirnkarte. Die Nervenzellen sind viel zu kostbar, um brach liegen zu bleiben und dadurch abzusterben. Sie werden mit einer Nachbar-schafts-Gehirnkarte verbunden.

Es kann ein Eierstock entnommen werden, die Gebärmutter wird entnommen, jedes Mal, wenn ein Teil eines Organs oder ein gesamtes Organ entnommen wird, müssen wir automatisch fragen, ob hier Phantomsymptome oder Phantomschmerzen entstanden sind. Womit ist jetzt die Gehirnkarte des entfernten Eierstocks verbunden? Es kann sein, dass sie mit der Gehirnkarte des anderen Eierstocks verbunden ist. Es kann auch sein, dass in unmittelbarer Gehirnnachbarschaft eine Verbindung eingegangen wird. Dieses Gehirnareal der Gehirnkarte, welches jetzt kein Input mehr von dem entfernten Organ bekommt, würde normalerweise atrophieren, untergehen und nie mehr gebraucht werden können. Das Gehirn hat aber so wenig Platz für so viel Information, die den ganzen Tag ausgetauscht werden muss, so dass die Funktion dieser Gehirnzellen unbedingt aufrechterhalten bleiben muss.

Stellt Euch vor, einer bekommt eine Krankheit, z.B. einen Schlaganfall, wobei auf einmal ein Körperteil nicht mehr bewegt werden kann. Im schlimmsten Fall kann dies gelähmt bleiben.
Das heißt dann auch, dass in den nächsten Wochen das Gehirn kein Feedback mehr bekommt, keine afferenten Nervensignale. Wenn keine Signale zurückkommen, das Gliedmaß, beispielsweise der rechte Arm, aber noch da ist, lernt das Gehirn dieses neue Bewegungsmuster, was ein inaktives Bewegungsmuster ist.

Der lahme Arm ist eventuell ein erlerntes Programm. Er hätte eventuell die Fähigkeit und die Möglichkeit trotzdem die Bewegung wieder neu zu erlernen. Auf Grund der Krankheit selbst und der Inaktivität ist das Gewebe atrophiert, aber die Gehirnkarte wurde nicht informiert, dass es auch wieder erlernbar ist.

Multiple-Sklerose-Kranke lernen durch neuronale Ausfälle einen Schongang. Sie können kaum noch ein Bein heben oder sie haben Doppelbilder im Gehirn, weil die Augen nicht mehr richtig funktionieren. Wir, in unserer Dimension, können helfen physisch das Problem in den Griff zu bekommen, aber wenn die Gehirnkarte diesen MS-Gang, diese Schonhaltung und diesen vollkommen aphysiologischen Gang erlernt hat, ist es schwierig, dieses alte Muster wieder herauszubringen.

Ihr habt in Eurem Gehirn eine Bewegungsgehirnkarte und ich frage einfach, ob der Mensch ein pathologisches Bewegungsgehirnkartenprogramm hat. Wenn das der Fall ist, reagiert er plötzlich. Das heißt, das Gehirn hat dieses neue Bewegungsmuster mit aufgenommen, welches ein wesentlich schwächeres Bewegungsmuster ist. Da das Gehirn immer noch lernt, müssen wir ihm beibringen, dass es die Beine wieder bewegen kann.

Das lernende Gehirn

Das Gehirn degeneriert schnell, wenn Ihr es nicht anhaltet zu lernen. Die Bereitschaft des Gehirns, etwas zu lernen, bleibt bestehen. Allerdings wird diese Lernbereitschaft dann auf Gebiete überwechseln, die Ihr vielleicht so nicht wollt. Es ist die Frage, wie setzt Ihr Eure Lernfähigkeit effektiv ein? Setzt Ihr sie für Dinge ein, die Ihr tatsächlich lernen wollt, oder lernt Ihr nichts? Trotzdem besteht das Potential des Gehirns, neue Dinge zu lernen. Also fokussiert sich dieses Gehirnteil auf Dinge, auf die Ihr Euch konzentriert, was Euch emotional interessiert. Schmerz ist ein emotionales Interesse von Euch!

Wenn Ihr diesen Lerneffekt nicht für Euch einsetzt, wirkt er sich gegen Euch aus, ähnlich wie die Gefühle. Wenn Ihr die Gefühle nicht im Griff habt, haben die Euch im Griff.

Das Gehirn ist bis zum Exitus darum bemüht, neue Dinge zu lernen. Habt Ihr das Lernen nicht im Griff, dann lernt es Müll und spult es täglich ab. Das kann eine Krankheit sein, das kann ein Symptom sein. Versteht Ihr, was dahinter steckt?

Dieser Lernprozess ist etwas Göttliches. Alle Tiere, alle Mikroben, alle Wirbellosen lernen und ich möchte einmal darauf hinweisen, womit Ihr Eure Gehirnprogramme auffüttert.

Seid mal ehrlich, wie viele Stunden verbringt Ihr mit Werbung in Radio und Fernsehen? Diese Dinge lernt Ihr auswendig. Wenn die ersten zwei Worte oder Töne von der Werbung angesprungen sind, wisst Ihr genau, welche Werbung das ist, weil ihr es auswendig gelernt habt. Man kann in emotionaler Weise lernen oder indem es immer und immer wieder abgespult wird. So funktioniert die Werbung.

Das, was wir hier in meiner Dimension machen, ist für jeden Neurologen spacy, abgefahren, aber wir können feststellen, und das ist genial für den Mediziner, dass es diese Gehirnkarten gibt und dass sie völlig unsinnige Dinge lernen.

Das Gehirn will grundsätzlich lernen. Wenn wir ihm nichts anbieten zu lernen, stürzt es sich auf alles drauf, worauf wir fokussiert sind: Angst vor hohem Blutdruck, Angst, alt zu werden – durch diese Ängste werdet Ihr auch schneller älter! Ihr installiert ein Programm in einer Gehirnkarte, die normalerweise das Aging antreibt oder beschleunigt oder verlangsamt. Wenn wir uns darauf fokussieren, bringen wir dem Gehirn bei, diese Dinge zu lernen. Nicht unbedingt Dinge, die für uns erfolgreich sind.

Ganz einfache Übungen, die unmittelbar mit einem gelähmten Körperteil zu tun haben, z.B. mit viel Konzentration neu greifen lernen, unterstützen unsere Arbeit. Wichtig dabei ist, dass diese physisch durchzuführenden Übungen nicht 20-30 Minuten gemacht werden, sondern nur 2-3 Minuten allerhöchstens, dafür aber öfters am Tag, mit voller Konzentration, voller Emotion und mit aller gedanklichen Kraft. Länger könnt Ihr den Meynert Basalkern darauf nicht fokussieren.

Wir können Gehirnkarten ansprechen, aber wenn der kranke Mensch nicht willentlich bereit ist, dass er durch Lernen, ganz einfach durch Wiederholen, sein Gehirn dazu bringt, dass es lernt (das ist mühevoll), wird auch unsere Arbeit nur halben Nutzen haben.
Die Willenskraft muss mit eingesetzt werden. Leider ist es so, dass manche Menschen meinen, es müsse alle Hilfe von außen kommen.

Es ist nicht so, dass bei jedem Menschen die Gehirnkarten exakt die gleiche Lage, Position, Größe besitzen. Ihr habt beispielsweise Eure Lungengehirnkarte sehr viel voluminöser gestaltet, wenn Ihr Euch mit Prana, Ayurveda oder ähnlichem beschäftigt.

Wenn eine Gehirnkarte keine afferenten Meldungen bekommt und würde nicht verschmelzen, würde das Gewebe der Gehirnkarte absterben und wir hätten Leichengift in unserem Gehirn. Dieses Gewebe könnte nie mehr reaktiviert werden.
Um das zu verhindern, wird eine Gehirnkarte kurzzeitig mit einer anderen vernetzt. Wenn der Mensch diese Vernetzung wieder aufheben würde, wäre das in Ordnung. Naturvölker tun das.

Die Natur geht davon aus, dass jeder Mensch den Zugang zum Kleinhirn hat und somit auch diese Dinge korrigieren kann. Es ist eine Krankheit, dass das keiner kann. In meiner Dimension verbinden wir den Menschen wieder mit der Kommunikationsform der Natur.

Nun noch etwas Interessantes:
Spiritualität geschieht den ganzen Tag.
Das was Ihr denkt und fühlt, wird in dem Moment vernetzt mit einer ganz profanen körperlichen Tätigkeit. Wenn Ihr spazieren geht oder Auto fahrt und denkt an wundervolle, tolle

Sachen, wird das vom Gehirn erkannt und es wird vernetzt. Jedes Mal, wenn Ihr spazieren geht oder Auto fahrt, kommt Ihr in höhere Gedankenintervalle hinein. Wenn Ihr richtig versteht, wie Euer Gehirn, Eure Gehirnkarten mit Euch umgehen, dann müsst Ihr nur Dinge im Körperlichen tun, und schon wird das Körperliche vernetzt mit höherem Bewusstsein. Versteht Ihr das?

Stirnlappen

Wenn ich ein Wort ausspreche, ganze Sätze ausspreche, so verhält es sich so, dass akustische Signale meinen Mund verlassen, meinen Kehlkopf verlassen und sie kommen bei Euch im Ohr an. Sie werden erst einmal als mechanische Signale durch das Trommelfell wahrgenommen, sie werden umgewandelt in elektrische Signale. In Eurer Großhirnrinde, im sogenannten Wernicke - und Broca - Zentrum wird Sprache verarbeitet.

Sprache wird einmal informativ in der linken Gehirnhälfte verarbeitet und zum anderen wird Sprache durch emotionale Verknüpfungen in der rechten Gehirnhälfte verarbeitet. Inwieweit verknüpft Ihr Dinge, die Ihr riecht, tastet, schmeckt, seht und hört, mit Emotionen?

Wenn Sprache praktiziert wird, braucht Ihr aber auch noch ein anderes Gehirnteil dazu. Ganz vorne im Gehirn sitzt der Stirnlappen. Der Stirnlappen ist das Gehirnteil, welches Sprache erst möglich macht. Primaten, Menschenaffen besitzen diesen Stirnlappen nicht. Deswegen können sie nicht so komplex über Sprache kommunizieren, wie Ihr Menschen das tut.

Der Stirnlappen ist dazu da, Bilder aus den elektrischen Signalen entstehen zu lassen. Alles was ich ausspreche, lässt bei Euch sofort Bilder im Stirnlappen entstehen. Deswegen ist Sprache verständlich. Ihr könnt mich verstehen, weil Euer Gehirn bei jedem Wort und bei jedem Satz, den ich ausspreche, sofort Bilder in den Stirnlappen hinein feuert, die Ihr dann aus eurer persönlichen Sicht sofort vergleicht. Primär läuft die Kommunikation über Bilder, die Sprache ist nur ein Transportmittel.

In Eurem Stirnlappen sitzt auch das, was Ihr braucht, was aber bei den meisten Menschen abgeebbt ist, nämlich die Phantasie. Ihr könnt euch Dinge vorstellen. Die persönliche Phantasie, so wie Ihr sie nutzt, sitzt in Eurem Stirnlappen. Das Kleinhirnbewusstsein kann nicht unterscheiden, was im Äußeren Realität ist oder was Ihr Euch vorstellt.

Das, was Ihr imaginiert, Euch vorstellt, ist das, was der Stirnlappen als äußere Realität sieht und er versucht, das was Ihr Euch vorstellt, auch immer wieder für Euch hervorzurufen.

In meinem Universum wird Sprache direkt in das Kleinhirn geleitet, was seine eigenen Bilder in den Stirnlappen feuert. Ihr nutzt Sprache bisher wie eine Platzpatrone, aber wenn Ihr Zugang zum Kleinhirn habt, dann sind Worte zielgerichtete wirksame „Scharf-Schüsse" und haben direkte korrigierende Auswirkung auf den biologischen Organismus.

Gedankensplitter zerstreuen den Fokus
In asiatischen Ländern werden Kinder schon angehalten, sich ein kleines bisschen mehr zu konzentrieren, etwas fokussieren zu können. Ihr werdet heute mit soviel äußeren Ablenkungen überschwemmt, dass Ihr Euch überhaupt nicht mehr auch nur eine Minute auf etwas konzentrieren könnt.

In den Bereichen Eures Gehirns, die Ihr durch Permanentgedanken und Permanentgefühle mit diesen äußeren Reizen füllt, sind Speicherplätze belegt. Aber diese Speicherplätze müssten normalerweise durch solche Gedanken und Emotionen gefüllt sein, die Information vom Kleinhirn direkt durchlassen an den Stirnlappen. Wenn das nicht der Fall ist, ist das wie ein „Laserlicht", das irgendwo auf den Punkt gesendet werden soll, aber plötzlich ein Spiegel oder Diamant auftaucht, der das Licht ablenkt und in alle Richtungen verstreut. Versteht Ihr?

Ihr habt ursprünglich ein Gehirn bekommen, das genial ist, weil dieses Gehirn noch rein ist.

Es sind noch keine Programme installiert, außer Eurer Genetik. Aber das Gehirn selbst ist offen, um zu lernen. Wenn Ihr es dann mit diesen üblichen Programmen voll- und zustopft, mit diesen Glaubens- und Verhaltensmustern, dann nimmt das Gehirn das an und lernt. Dann lernt Ihr natürlich auch in dem Moment, in dem Ihr die erste Ohrfeige bekommt, weil Ihr irgendetwas falsch gemacht habt. Oder jemand sagt: „Jetzt sag endlich mal die Wahrheit!" Ihr sagt die Wahrheit und bekommt trotzdem eine Ohrfeige. Da lernt das Gehirn geschickterweise, diese Dinge zu umgehen und es bekommt beigebracht, es wird wirklich dazu gebracht, in Zukunft zu lügen. Gerade Lüge baut so vielfältig Spiegel auf, die also dieses „Laserlicht" in so vielfältiger Weise umlenken, dass Ihr Eure Konzentrations-Energie verpuffen lasst.

Tipps zu Stressbewältigung

Nun habe ich einige Erklärungen und Tipps zur Stressbewältigung geschrieben.
Denkt dran, meine Sprache ist etwas anders als Eure, da sie nur an das Unterbewusstsein im Kleinhirn gerichtet ist. Es handelt sich hierbei nicht um Affirmationen, wie Ihr sie kennt. Wenn Ihr Zugang zu Eurem Kleinhirn habt, könnt Ihr meine Tipps anwenden, um Eure Stressprobleme zu korrigieren.

Inwieweit seid Ihr süchtig nach Gefühlshormonen, nach den Endorphinen, den Glückshormonen, die Euch das Loslösen von Stress signalisieren?
Mein Tipp: **Ich suche Erlösung für meine Stressprobleme.**

Der Hypothalamus ist das Hauptorgan, welches alle Gefühlshormone und Stresspeptide chemisch bilden muss und dann in den Blutstrom führt, um Zellen damit zu informieren und so auch zu ernähren.
Mein Tipp: **Reduktion der im Hypothalamus synthetisierten Stress-Peptide.**

Über das folgende Thema habe ich ausführlich in meinem ersten Connectdoor-Büchlein: „Die Macht der Gefühle" berichtet:
Mein Tipp: Durch **„Stress"-Gefühlshormon modifizierte Zellrezeptoren.**
und: **Durch „Stress"-Gefühlshormon ernährte und gestresste Zellen.**

Wenn Stress im Zusammenhang mit Menschen, Dingen, Zeiten, Orten oder Ereignissen zum ersten Mal ausgelöst wird, vernetzt das Gehirn die dabei erlebten Emotionen mit diesem Zusammenhang und speichert ihn.
Mein Tipp: **Neokortexiale „Stress" Diskonnektion von Menschen, Dingen, Zeiten, Orten und Ereignissen.**

Die verschiedenen Frequenzmuster werden getrennt, damit das konstruktive Gefühl wieder in seiner reinen Form gespürt werden kann und auch ausgesendet wird.
Mein Tipp: **„Stress" frequenzmoduliert mit einem „konstruktiven" Gefühl.**

Aus dem Zellkern der gestressten Zelle werden Botenstoffe (Messengerpetide) hochgeschickt, die den Stirnlappen an eine zellernährende Stress-Situation erinnern. Das Gehirn sucht sich Situationen oder Personen, an denen es sich stressen kann.
Der ganze Kreislauf beginnt von Neuem. Der Hypothalamus bildet ein Gefühlshormon, dieses gelangt durch den geschädigten Rezeptor in die Zelle und ernährt sie. Selbst wenn der Mensch keine geeignete Situation oder Person zum Wieder-Auslösen der „Stress"- Situation findet, dann reicht es, wenn er sich diese Situation nur vorstellt, also phantasiert. Auch dann beginnt der Hypothalamus, dieses Gefühlshormon zu bilden.
Mein Tipp: **Stress-Messenger-Peptide-Eliminierung.**

Ihr verliert viel an chemischer Energie, während Ihr im Stressmodus fühlt, denkt und handelt. Ihr verliert viel Acetylcholin, was normalerweise bei jeder Zell- und Muskelaktion verbraucht wird.
Mein Tipp: **Reduktion gestresster Acetylcholin–Verbrauch.**

Zellen können nicht durch normale Nährstoffe ernährt werden, weil Zellrezeptoren blockiert sind. Zellen sind am Verhungern, es kommt nur ACTH (Adrenocorticotropin) hinein. Die Telomere werden kürzer, Telomerase (Enzym) fehlt, Ihr altert schneller und seid dadurch auch krankheitsanfälliger.
Mein Tipp: **Reduzierung von Adrenocorticotropin.**
Mein Tipp: **Durch „Stress"- Gefühlshormon verkürzte Telomere**

Adrenalin und Noradrenalin sind Stresshormone. Sie steigern in Sekundenschnelle die Herz-Kreislauf-Funktionen und versetzen Nerven und Gehirn in Alarmzustand. Ihre ursprüngliche Aufgabe war es, den Körper zu Kampf oder Flucht (fight or flight) zu befähigen. In Notfällen mobilisieren sie die Energiereserven. Das hat aber zur Folge, dass in der Zeit des Stresses der Mensch nicht in der Gegenwärtigkeit lebt, weil sein Stirnlappen blockiert ist.
Mein Tipp: **Durch Noradrenalin, Adrenalin, Dopamin vermittelter Stress wird reduziert.**

Die vor den Zellen liegenden Nährstoffe, die eigentlich in die Zellen gelangen müssten, aber die defekten Zellrezeptoren nicht passieren können, werden bei längerer Verweildauer vor den Zellen toxisch und deshalb werden sie Fett-ummantelt. Das passiert an allen Organen, in Blutgefäßen und um Nervenzellen. Es entstehen Fettzellen. Die Leber ist dadurch auch überlastet und kann nicht mehr ausreichend entgiften.
Mein Tipp: **Reduktion der Leber-überlastenden Stress-Toxine.**

Seid Ihr ein Glückshormon-Jäger, der den Stress braucht, selber hervorruft, um in Folge an Glückshormone zu gelangen?
Mein Tipp: **Endorphin-Hunting-Reduktion.**

Ihr könntet Euch im größten Stress hinsetzen und Euch auf etwas Schönes, auf etwas Interessantes konzentrieren. Das bedeutet: In einer Stress-Situation beobachtet Eure Thymusdrüse (Sitz Eurer Seele nach meiner Erfahrung) permanent, was Ihr jetzt verstanden habt, welche Emotionen Ihr denn jetzt so tief durchgelebt habt, dass Ihr sagen könnt: *Ich habe die Weisheit daraus gewonnen, ich habe es abgehakt. Ich brauche es nicht mehr.* Das beobachtet Eure Seele permanent.

Nun kommt der Gag an der ganzen Sache:

Nachts, in den frühen Morgenstunden, wenn das Kleinhirn korrigiert, ist auch gleichzeitig Eure Thymusdrüse hochaktiv: *Heute hab ich überprüft, was hat der Mensch denn an seinen anfallenden Stressprogrammen gearbeitet, wo hat er sich hingesetzt und tatsächlich mal etwas zu Ende gebracht?*

Ihr habt ganze Leben, in denen Ihr noch nicht einmal ein einziges emotionales Thema zu Ende bringt. Die Seele sagt dann: *Ja, das war jetzt ein umsonst gelebtes Leben, es ist nichts passiert, wie ständig nur Stress wiederholt, wiederholt, wiederholt.*

Eure Seele geht dann nachts in dieser REM-Schlaf-Phase hin und beginnt für den nächsten Tag wieder Stressprogramme, die Ihr nicht zu Ende gebracht habt, zu initiieren. Ihr stoßt darauf und solltet endlich einmal überlegen, etwas anderes zu tun, endlich mal das Ganze zum Abschluss zu bringen und Euch vom Willen her diesem Stressprogramm nicht mehr hinzugeben und dadurch Euer Leben zu verändern.

Ihr müsst Euch verändern, Ihr müsst Emotionen zum Abschluss bringen. Eure Seele ist diejenige, die Euch am nächsten Tag wieder mit der Nase in Eure stressige Situation hineinstößt, dass Ihr es endlich versteht.

Sie hat keine andere Möglichkeit, Euch Dinge mitzuteilen, als Euch Eure Probleme vor Augen zu halten. Die Seele ist eine Registratur, die notiert: Erkannt, abhaken, fertig. Nächstes Thema.

Die Seele feuert umgekehrt in Eure Neuronen rückwärts hinein: *Ich brauche wieder dieses Stressprogramm.*
Wenn Ihr es gelöst habt, habt Ihr plötzlich andere Träume. Und Ihr merkt, dass Ihr aus der Situation heraus seid.
Mein Tipp: **Harmonisierung stressiger Quanten-Realität.**

Alte Gefühle machen Euch krank, sie gehören durchlebt und abgehakt. Lasst neue Gefühle zu.
Mein Tipp: **Dasjenige neue informative Peptid mit relevanten Rezeptoren, welches jegliche „Stress"-Zellschäden und „Stress"-genetische Schäden repariert.**

Habt Ihr karmisch genetische Stressprogramme in Euch, die von Euren Vorfahren oder von Euch selbst herrühren, die aber genetisch festgehalten sind, könnt Ihr dem nicht ausweichen, Ihr müsst es erarbeiten.
Ihr tragt nicht nur Gehirnkartenprogramme sondern auch genetische Programme, die Euer emotionales Verhalten dominieren und die irgendwann durch Eure Einsicht, durch Handeln und durch Umdenken abgeschaltet werden.
Mein Tipp: **Karmisch-genetische Stressprogramme abschalten.**

Über unsere Tränen entsorgen wir hochgradig Stresshormone und Antistresshormone (chemische Reinigung)
Mein Tipp: **Tränige Stress-Peptide-Entsorgung.**

Etwas Wichtiges ist, unter Stress-Situationen gelassen zu bleiben.
Aufgrund von dauerhaften Stress-Situationen kann sich der Stirnlappen vollständig verschließen. So kann es zu Wortfindungs-Störungen kommen und Ihr könnt Euch nicht konzentrieren. Lösungsmöglichkeiten können nicht wahrgenommen werden.
Hierzu mein Tipp: **Ich bin in absoluter Gegenwärtigkeit, Überlegtheit und Besonnenheit.**

Tipps zu Erfolg

Erfolg ist ein Grundrecht jedes Wesens im Universum. Viele leben ihren Erfolg, aber noch viel mehr auf Eurer Erde sehen Hindernisse, die den Erfolg beeinträchtigen oder unmöglich machen. Wo auch immer diese Hindernisse herkommen, ob von einem selbst oder wie man glaubt von außen, man kann auch durchaus Erfolg damit haben, diese Hindernisse zu beseitigen. Somit kann Erfolg sich selbst bedingen, es ist wie eine „positive Schleife".

Wenn Ihr Euch etwas Großartiges vornehmt, führt das immer dazu, dass Ihr dieses Großartige so weit von Euren inneren Werten entfernt, dass es nicht in Eure Akzeptanz hineinpasst. Dies ist ein riesengroßes Problem und es führt dazu, dass Ihr die Dinge nicht bekommt, die Ihr wollt.
Ihr bekommt nur das in Euer Leben, was für Euch selbstverständlich ist. Die Kunst ist, das Außergewöhnliche, was hier in meiner Dimension möglich ist, nämlich Sprache über das Kleinhirn umzuleiten, diese sogenannten Wunder herunter zu holen auf ein gewöhnliches Niveau.

Was hindert Euch daran, den gewünschten Erfolg zu haben?

Ich habe Euch hier einige Erfolgsverhinderer aufgelistet, die Ihr in meiner Dimension korrigieren könnt.

Alle Emotionen nehmen Euch die Kraft, in diesem Augenblick klar denken zu können, richtige Entscheidungen zu treffen. Das hindert Euch, den gezielten Erfolg, den Ihr Euch wünscht, zu bekommen, weil Ihr emotional auf Autopilot „Stress" steht. Ihr merkt noch nicht einmal, dass das ein selbst-laufendes Programm ist.
Mein Tipp: **Ich hänge emotional in der Vergangenheit fest und erzeuge dadurch eine Zeitverzerrung.**

Wenn andere eventuell erkennen könnten, dass Ihr irgendwelche Schwächen habt, wenn Ihr davon betroffen seid, Angst vor der Arbeit im Team zu haben, also Leistung bringen zu müssen, führt das Benennen meines Tipps dazu, dass bei diesem Thema diese Ängste deutlich reduziert werden. Es fällt Euch leichter im Team, in einer Gemeinschaft, Leistung zu erbringen.

Mein Tipp: **Ich habe Angst in einem Team zu arbeiten.**

Jemand, der schon in einem Team gearbeitet hat und dadurch schlechte Erfahrung hatte, ob es durch andere hervorgerufen wurde oder durch denjenigen selbst, verstärkt die damalige Situation durch emotionale Beimengung und es läuft dann auch als permanentes Programm.

Mein Tipp: **Ich habe schlechte Erfahrung, in einem Team zu arbeiten.**

Krankhafter Perfektionismus lässt keinen Spielraum zum Variieren zu. Er strebt ehrgeizig danach, keine Fehler zu machen und macht sich dadurch das Leben selbst schwer. Das Beste ist nicht genug. Stress ist vorprogrammiert. Ein gesunder Perfektionismus lässt spontane Entscheidungen zu.

Mein Tipp: **Perfektionismus.**

Neid und Missgunst sind ein weit verbreiteter Zustand. Es wird täglich und in alltäglichen Situationen abgewägt, ob der momentane Status noch zu verbessern ist, obwohl z.B. der Kühlschrank oder der Geldbeutel voll ist. Diese permanente Angst vor Mangel führt den Menschen auch dazu, zu denken, er könne seine Situation nur durch äußere Handlungen verbessern. Dabei vergisst er, dass ein voller Kühlschrank und ein voller Geldbeutel auch einem Programm entspricht.

Mein Tipp: **Neid und Missgunst.**

Eine typische chronische Erkrankung vieler Menschen ist es, alles anzuzweifeln, eine Besserung der Situation anzuzweifeln, Gesundheit anzuzweifeln, Erfolg anzuzweifeln. Sie untergraben dadurch die eigenen Fähigkeiten. Sie zweifeln daran, dass Dinge von selbst besser werden können, wenn sie von ihrem Zweifel loslassen.
Mein Tipp: **Zweifel.**

Auf der einen Seite habt Ihr Gefühle, die Ihr zu oft erlebt, auf der anderen Seite habt Ihr okkulte Gedanken und Emotionen, die Ihr unterdrückt. Ihr glaubt, diese Gefühle den entsprechenden Personen nicht mitteilen zu können, weil dann eventuell die Beziehung in die Brüche gehen könnte. Dies ergibt einen sogenannten „atomaren" Stress, der viel Energie verbraucht, und das elektrische Potential massiv erhöht.
Mein Tipp: **Okkulte Gedanken und Emotionen.**

Menschen, denen häufig emotional zugesetzt wurde, fühlen in sich ein permanentes Gefühl der Unwürdigkeit, das was sie gerne hätten, auch zu bekommen. Es ist eine Art Selbstsabotage-Programm. Gerade Menschen, die verbal, körperlich oder sexuell misshandelt wurden, tragen dieses Problem lange mit sich herum.
In meiner Dimension können wir helfen, auch von diesem Problem loszukommen.
Mein Tipp: **Ich bin dessen würdig, das zu bekommen, worauf ich fokussiere.**

Der Mensch stürzt sich in Krankheit hinein, in emotional programmiertes Verhalten, in Autopilot, um sagen zu können: *Das hab ich noch nie gekonnt. Das hab ich schon immer so gemacht.* Es läuft chemisch und elektrisch im Körper alles so weiter, das ist Gewohnheit. Es geht letztendlich um die Angst, irgendetwas verändern zu müssen.
Mein Tipp: **Angst, Entscheidungen zu treffen aus Angst vor den Folgen.**

Einem Menschen, der bisher erfolgreich war und viel auf die Beine gestellt hat, passiert einmal ein Missgeschick. Er überbewertet dieses einmalige Missgeschick derart, was jetzt für das Wachbewusstsein ein Anreiz ist, diesen Misserfolg mit dem bisherigen Erfolg zu vernetzen. Je mehr er in Zukunft an Erfolg arbeitet, umso wahrscheinlicher wird er Misserfolg ernten. Dies ist eine Falle, eine selbstgebaute Falle.
Mein Tipp: **Erfolg pathologischerweise vernetzt mit Misserfolg.**

Nun kommt das Loslösen aus der vorigen Situation. Das führt dazu, dass die Handlungen des Betroffenen dementsprechend auch wieder zum Erfolg führen.
Mein Tipp: **Mein Erfolg ist schon immer mit Erfolg vernetzt.**

Eines der wichtigsten Dinge ist es, Verantwortung zu übernehmen, Entscheidungen zu treffen. Das zählt für alles, was Ihr denkt, fühlt und natürlich auch tut. Es beinhaltet nicht die Entscheidung über Leben und Tod. Es bedeutet, kleine Schritte zu machen, den Erfolg zu sehen und schrittweise aufzubauen.
Mein Tipp: **Ich habe den Mut, Verantwortung zu übernehmen, Entscheidungen zu treffen und dazu zu stehen.**

Jeder Mensch hat eine andere Vorstellung von Erfolg. Es sind selbstgesetzte Ziele, die jemand erreichen möchte. So ist dieses Thema „Erfolg" so umfangreich, dass jeder Mensch selbst die Ziele ansprechen sollte, die er erfolgreich bearbeiten möchte. Ihr habt sicher noch viele Sätze parat, die Ihr in meiner Dimension schnell umsetzen könnt. Bei mir läuft nämlich die Zeit schneller ab, es wirkt eine viel höhere Frequenz. Habt Ihr verstanden, wie das in meiner Dimension zu handhaben ist?

Die Macher

Nun möchte ich Euch die Menschen vorstellen, die es mir ermöglichen, Euch auf der Erde mit meinen Zauberkräften zur Verfügung zu stehen:

Bernd Laudenbach
(Jahrgang 1959), Inhaber einer Praxis für physikalische Therapie, ist ursprünglich ausgebildeter Masseur und besuchte später eine Ausbildung zum Heilpraktiker.
Bereits während seiner Berufsausübung als Masseur suchte er nach Möglichkeiten, pathologische körperliche Veränderungen nachhaltig zu optimieren. Obwohl dies unmöglich schien, haben Bernd Laudenbachs Neugierde und Beharrlichkeit ihn dazu bewogen, bisherige Erkenntnisse und Annahmen, die den menschlichen Organismus und die Psyche betreffen, gründlich zu prüfen und konsequent zu hinterfragen.
Aufgrund der Erforschung des eigenen Körpers und der eigenen Psyche sowie einer stetigen Selbsthinterfragung hat Bernd Laudenbach darauf aufbauend die Communikations-Biologische Matrix COBIMAX erarbeitet.
Als er Anfang der neunziger Jahre mit den Versuchen zur Aktivierung seiner Selbstheilungskräfte begann, dachte er weder daran, andere Menschen einmal behandeln zu können, noch dieses Wissen bzw. das Werkzeug anderen Interessierten zur Therapieanwendung zur Verfügung zu stellen.

Seit 1999 behandelt er Tausende Hilfesuchende mit Erfolg und seit 2005 bildet er zusätzlich COBIMAX-Therapeutinnen und -Therapeuten aus.

COBIMAX ist eine ursprüngliche Kommunikationsform der Natur, die zielgerichtet Selbstheilungskräfte aktiviert und diese zu präzis gesteuerten Veränderungen im Körper nutzt.

Inge Friedrich
(Jahrgang 1947) ursprünglich tätig in der medizinischen Forschung eines Pharma-Unternehmens, lernte Bernd Laudenbach und seine Kommunikations- und Therapiemethode Communikations-Biologische Matrix COBIMAX im Jahr 2003 kennen. Durch die verblüffenden Ergebnisse von COBIMAX, auch bei Austherapierten, wurde ihr Forschergeist geweckt und sie veranstaltete Vorträge und Ausstellungen mit Bernd Laudenbach. Anfang 2005 erhielt sie die Möglichkeit, eine Ausbildung bei Bernd Laudenbach zu absolvieren, um dann selbstständig als COBIMAX-Beraterin zu arbeiten.
Neben der COBIMAX-Beratung und den administrativen Aufgaben hält sie Vorträge und Workshops und begleitet Bernd Laudenbach bei seinen Lehrgängen zur autorisierten Nutzung von COBIMAX.

Ulrich Kübler
(Jahrgang 1961) ist hauptberuflich als Informatiker tätig.
Auf einer medizinischen Fachveranstaltung lernte er die Kommunikations- und Therapiemethode COBIMAX kennen und ließ sich 2009 von Bernd Laudenbach zum COBIMAX - Berater ausbilden.
Insbesondere sprach ihn dabei die aus seiner Sicht erkennbare Logik und die klaren Strukturen in der Anwendung an, die bereits zu erstaunlichen Ergebnissen geführt haben.
Als autorisierter COBIMAX - Berater verbindet er dabei seine Erfahrungen im strukturierten Erfassen und Darstellung von Zusammenhängen mit den Prinzipien der Communikations-Biologischen Matrix.
Aus dieser Synergie ist unter anderem der „Gefühlsring" entstanden, der auch die Grundlage zu einem von COBIMAX - Beratern angebotenen Workshop („Die Macht der Gefühle") darstellt.

Ursprungssprache

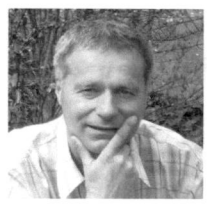

Bernd Laudenbach suchte seit seinem 9. Lebensjahr nach einer vereinheitlichenden Sprache, die alle Menschen sprechen. Gibt es eine Sprache, die vollkommen ohne Verbalik auskommt?

Jahre später lag er nachts schlafend in seinem Bett. Im Traum, der ihm äußerst real erschien, schwebte er an der Zimmerdecke und sah sich neben seiner Frau liegend. Sein erster Gedanke war, so sieht es aus, wenn man stirbt. Im nächsten Moment fühlte er sich wie von einem Gummiband durch einen beleuchteten Tunnel gezogen und fiel auf Wüstensand. Zwei Aborigines kamen auf ihn zu, blickten ihm tief in die Augen und zeichneten mit feinen Stöckchen Zeichen auf seine Beine. Blut tropfte in den Sand. Kurz darauf wurde er wieder durch diesen Tunnel zurück in seinen Körper gezogen, was mit lauten Geräuschen verbunden war. Er wachte auf und blutete aus Ohren und Nase.
Dies geschah insgesamt drei Mal in fünf aufeinander folgenden Nächten.

Erst eineinhalb Jahre später begriff er, was diese Zeichen bedeuten: Es war die von ihm gesuchte Kommunikation, die alle Lebewesen verstehen.

Herausgefunden hatte er in seiner eigenen Forschungsarbeit, wie diese Kommunikation funktioniert, wie diese anzuwenden ist und baute daraus seine Kommunikations- und Therapieform COBIMAX auf.

Die Communikations-Biologische Matrix, kurz COBIMAX, ist ein Kommunikationsverfahren für Eigenanwender sowie für Therapeuten, welches die Möglichkeit der sofortigen Einflussnahme auf emotionale sowie körperliche Probleme bietet. So unglaublich einfach die Anwendung ist, umso erstaunlicher sind die Reaktionen und Ergebnisse. Um mit COBIMAX arbeiten zu können, bedarf es keiner technischen Hilfsmittel, wie Computer oder elektromagnetischer Sender.

Dem Wachbewusstsein (Ich-Bewusstsein) bisher unzugängliche Gehirnregionen, wie Mittelhirn und Kleinhirn, werden durch sprachlich-holografische Befehlsführung aktiviert und gewährleisten ein Kommunizieren mit dem eigenen Unterbewusstsein oder dem Unterbewusstsein jedes anderen Menschen.

Dieses System ermöglicht dem Anwender, bis in die subatomaren Ebenen der menschlichen Zelle einzudringen und erfolgreich in die Tiefen menschlichen Unterbewusstseins vorzustoßen.

Ein willkürliches Manipulieren anderer Personen auf geistiger oder körperlicher Ebene ist mit COBIMAX nicht möglich.

Fassen wir zusammen:

COBIMAX (Communikations-Biologische Matrix) ist also ein Kommunikations- und Therapieverfahren, das es ermöglicht, eine große Bandbreite unterschiedlichster Krankheiten auf körperlicher und emotionaler Ebene anzugehen. Es ist ein mental-invasives Verfahren, das den Anwender/Therapeuten befähigt, mit Hilfe seines Kleinhirnbewusstseins Zugang zum autonomen Nervensystem des Patienten zu bekommen. Dieses Kommunikationswerkzeug reduziert alle Sprachen der Welt auf ihre elementare Funktion: die Erzeugung von Bildern (Hologrammen) durch das Gehirn. Nach Ansicht der Quantenphysik (David Bohm, Roger Penrose) reproduziert sich unser biologischer Körper in etwa 42-mal pro Sekunde. Diese Reproduktion ermöglicht COBIMAX den Zugriff zur Schnittstelle innere/äußere Realität, um Verbesserungs-vorschläge in Form von Hologrammen über das Unterbewusstsein des Kleinhirns einzuspeisen. Wie unterschiedliche Gehirnteile „Zeit" völlig verschieden wahrnehmen und entsprechend verarbeiten, wie ein in unserem Kleinhirn sitzendes Bewusstsein anscheinend Wunder wirkt, und wie sich all das praktisch anfühlt, wird nicht nur erklärt, sondern der Mensch erfährt es direkt.

Bernd Laudenbach zeigt in diesem Buch einige Bilder-Themen in seiner Zeichensprache.
Das Betrachten geschieht auf eigene Verantwortung.

Es sei hier noch einmal darauf hingewiesen, dass auf der Erde diese Methode für den medizinischen Laien weder Arzt noch Heilpraktiker ersetzt, und dass sie niemals zum Absetzen von Medikamenten auffordert.

COBIMAX-Bilder mit Wirkung

Die in den Bildern erkennbaren Zeichen entsprechen keiner bekannten Schrift oder Verbalsprache. Gleichwohl stehen diese Zeichen aber für die Übermittlung und Verarbeitung von Daten aus einer optionalen potenten Zukunft des Bildbetrachters. Dem Wachbewusstsein völlig unverständlich, richtet sich der Inhalt dieser Schriftzüge einzig und allein an das im Kleinhirn agierende Unterbewusstsein.

Dieses Unterbewusstsein sieht uns selbst, also den Bildbetrachter, als seine Vergangenheit an. Die Arbeitsfrequenz dieses Unterbewusstseins liegt im Bereich der Ultraviolettlicht-Frequenzen, die gleiche Frequenz, in der die Schriftzüge der dynamisch intelligenten Bilder agieren. Somit eröffnet sich mit diesen kommunikativen Bildern die Möglichkeit, unseren Körper wie gleichsam unsere Emotionen durch die Kontaktaufnahme zum eigenen Unterbewusstsein konstruktiv zu beeinflussen.

Einerseits können wir das Bild mit unseren Augen betrachten und den Inhalt des Bildes visuell aufnehmen. Andererseits besteht die Möglichkeit, das Bild mit den Händen zu „sehen": Durch bloßes kurzes Betasten des Bildes übermittelt sich der an das Unterbewusstsein des Betrachters gerichtete Bildinhalt.

Diese Bilder durchbrechen kontrollierende Barrieren und psychische Begrenzungen, die das Wachbewusstsein aus Gründen von Angst und Unwissenheit errichtet hat. Vor vielen Jahrtausenden, als die Menschheit noch nicht der schlimmsten Krankheit, des Intellekts, erlag, war es jedem Menschen möglich, sich mit sich selbst und mit jedem anderen Menschen in dieser mächtigen Sprache zu unterhalten.

Die cobimaximierte „Sprache" ist die Kommunikationsform des Nichtangepassten und Nichtzivilisierten in uns selbst. Dieses Sprachsystem trägt in sich eine unterbewusste Form der Selbstkontrolle darüber, was als Information zum Empfänger weitergeleitet und verarbeitet wird. Eine vorsätzliche oder ungewollte Manipulation zum Schaden des Bildbetrachters ist unmöglich. Jede Bildnachricht wird mit dem geringsten Energieaufwand, aber dem größten Nutzen für den Bildbetrachter durch den Bildbetrachter selbst erarbeitet.

Die Bilder zeigen die Ursprungssprache von COBIMAX mit unterschiedlichen Themen und den mitunter schädigenden Einfluss auf unsere Gesundheit, die beim Betrachter körperliche Reaktionen auslösen können. Diese Reaktionen beinhalten aber auch gleichzeitige Korrekturmaßnahmen.

So einzigartig und individuell jeder Betrachter ist, können je nach den Problemen vielfältige Reaktionen auftreten. Angefangen bei starker Müdigkeit bis hin zu mehrminütigem Tiefschlaf, häufiges und tiefes Gähnen, Ameisenkribbeln bis völlige Taubheitsgefühle einzelner Gliedmaßen, Blähgefühle im Bauchbereich, Wärme, Kälte, Schwindel, Kopfschmerzen, Migräne, völlige Schwere bis hin zu einem nicht mehr Anheben-Können einzelner Gliedmaßen. Organe können stark spürbar werden. Enge oder Kloßgefühl im Hals, ganze Wirbelsäulenabschnitte machen sich bemerkbar, deutliche Reaktionen im Herzbereich, Schwere und Enge in der Brust oder erschwertes Atmen bis hin zu Atemnot. Anvisierte Gefühle können in aller Deutlichkeit erlebt werden.

Die Skala der möglichen Reaktionen ist nach oben offen. Dies soll den Betrachter nicht erschrecken, sondern nur darauf hinweisen, dass Stärke und Lokalisation der eintreffenden Reaktionen nicht immer den Erwartungen des Wachbewusstseins entsprechen.

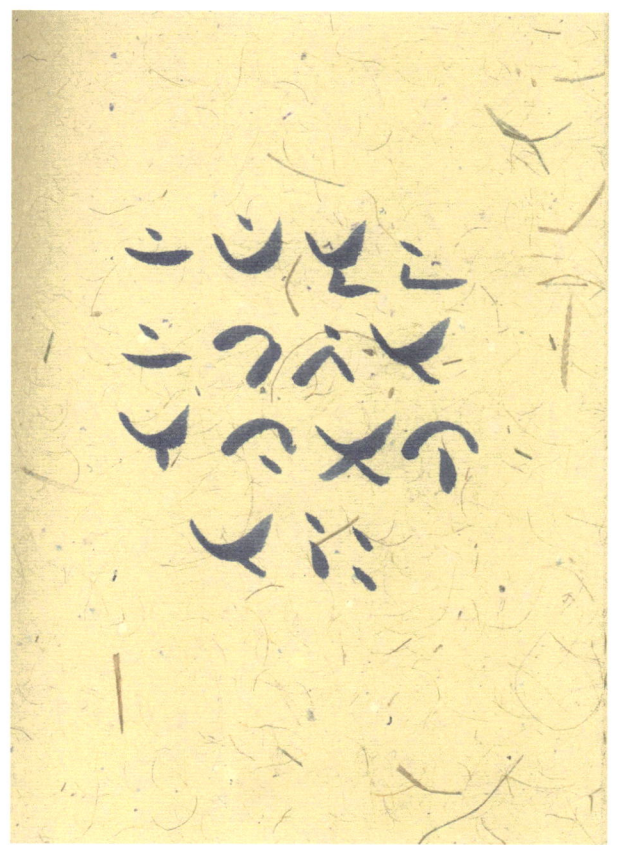

Meine Unternehmungen sind schon immer von reinem Erfolg und höchster Effizienz geprägt.

Achtung! Dieses Bild ist aktiviert.

Eventuelle Reaktionen ausklingen lassen.

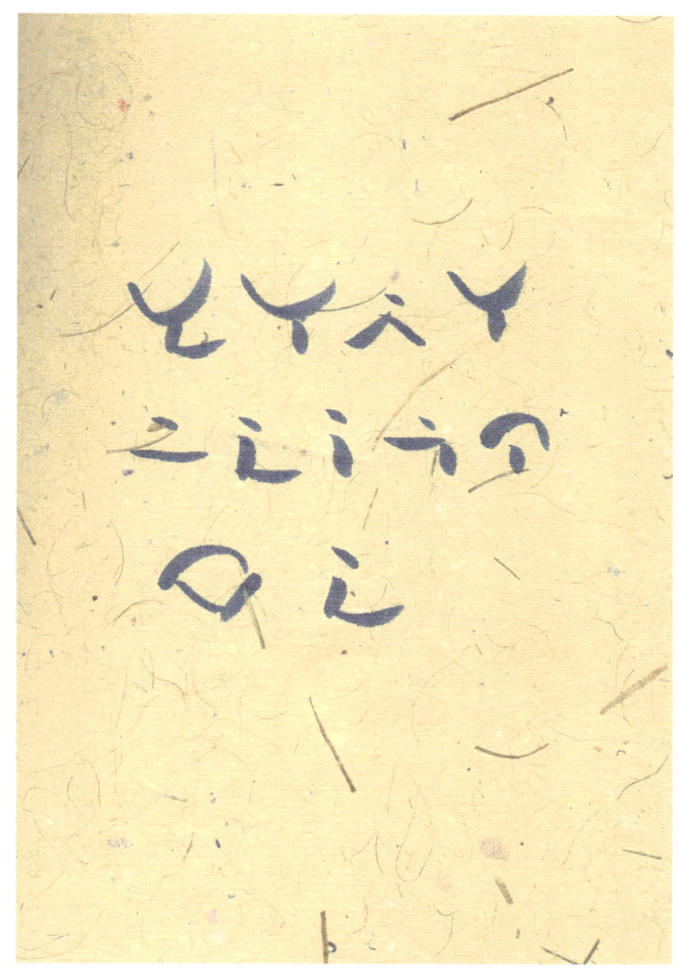

Ich finde Erlösung für meine Stressprobleme

Achtung! Dieses Bild ist aktiviert.

Eventuelle Reaktionen ausklingen lassen.

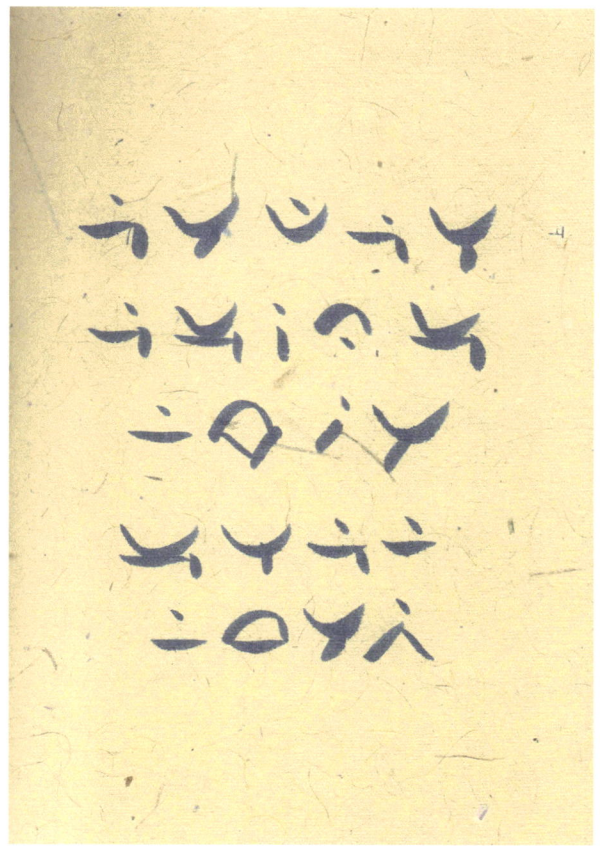

Ich bin absolut erfolgreich in der Planung und Durchführung meines täglichen Lebens. Der erwünschte Erfolg ist mein gewöhnlicher Begleiter

Achtung! Dieses Bild ist aktiviert.

Eventuelle Reaktionen ausklingen lassen.

„Zaubern" lernen?

Bernd Laudenbach prüfte und hinterfragte konsequent den menschlichen Körper und die Psyche und erarbeitete so die Communikations-Biologische Matrix, kurz COBIMAX®.

Der Mensch hat alle Voraussetzungen, die er zum „Zaubern" benötigt, in sich!
Du willst selbst „zaubern" lernen?
Dann kannst Du das auf der Erde erlernen.

Bereits ausgebildete Cobimax-Berater und Cobimax-Therapeuten stehen Dir auch gerne zur Seite.
Adressen auf Anfrage.

Was es bedeutet, ein Cobimax-Anwender zu sein

„Wir Cobimax-Anwender müssen verstehen, dass wir durch den „cobimaximierten" Anschluss an unser Kleinhirn direkten Zugang zu einer höheren Instanz, dem Kleinhirnbewusstsein, haben.
Jeder Gedanke, der eine Korrekturabsicht beinhaltet und damit eine Verbesserung des biologischen Organismus unseres Gegenübers bedeutet, wird sofort von dessen Kleinhirnbewusstsein aufgegriffen und dieses lässt unter seiner Kontrolle einen Korrekturvorgang über die Mikrotubuli durchführen.

Eine vorsätzliche oder unbeabsichtigte Schädigung eines anderen Organismus ist mit dem Cobimax-System nicht möglich, da ein höheres Bewusstsein, das absolut neutral ist, nämlich das Kleinhirnbewusstsein, entscheidet, ob eine Cobimax-Eingabe durchgeführt wird oder nicht. Somit kann dem Cobimax-Anwender auch kein Fehler unterlaufen.

Die Frage der Ethik taucht auch immer wieder auf. Jeder Cobimax-Anwender muss auf seine eigenen ethischen Grundsätze zurückgreifen. Bei einem Hilfesuchenden ist es klar, dass wir auf dessen Wunsch zielgerichtet intervenieren können."

Wie wird man ein Cobimax-Anwender?

Cobimax-Initiierung durch Bernd Laudenbach

Ihr habt als kleines Kind entschieden, daran zu glauben, was die Erwachsenen sagten, und dann habt Ihr die Fähigkeiten Eurer Gehirnteile nicht mehr genutzt. Wenn Ihr aber die Verbindung zwischen den Gehirnteilen nicht mehr nutzt, atrophieren diese Verbindungen, das heißt, sie werden weniger, dünner, unbrauchbar.

„Cobimaximieren" ist ein physiologischer Vorgang.

Mit Wissen kann sich Bernd Laudenbach über Euren Glauben weit hinwegsetzen und er verschränkt Euch mit einer Realität Eurer selbst, in der Ihr das „Cobimaximieren" noch nie verlernt habt. Ihr steht auf und könnt es einfach.

So wie die Krankheit in unserem Körper steckt, ist auch die Lösung in ihm enthalten.
Bernd Laudenbach

Kontaktdaten:

Cen-Tooh, der Sanftmütige : www.connectdoor.de

COBIMAX, Bernd Laudenbach: www.cobimax.com
Frankurter Str. 43
36391 Sinntal-Altengronau
Tel. 06665 918688
E-Mail: bernd.laudenbach@cobimax.com

COBIMAX, Inge Friedrich
Hähnleiner Str. 4
64673 Zwingenberg
Tel. 06251 984331
E-Mail: inge.friedrich@cobimax.com

Ulrich Kübler
COBIMAX-Berater
Sonnenrain 1
53757 Sankt Augustin
Tel. 02241 345230
E-Mail: ulrich.kuebler@email.de

Bilder:
Cover: © *Jürgen Fälchle -Fotolia.com*
Cen-Tooh: © *HitToon.com -Fotolia.com*
Geschäftsmann: © *Rudie -Fotolia.com*

Weitere Themen der ConnectDoor-Serie:
mit cobimaximierten Bildern :

Zugang zu einer anderen Dimension:
Die Macht der Gefühle, ISBN 978-3-7357-8011-9

Zugang zur nächsten Dimension:
Rund um Bakterien, Viren & Co., ISBN 978-3-7347-3244-7